新冠病毒感染者
自我照护手册

2.0版

乔杰　金昌晓　主编

SH 中国言实出版社

图书在版编目(CIP)数据

新冠病毒感染者自我照护手册：2.0 版 / 乔杰，金昌晓主编 . -- 北京：中国言实出版社，2023.1
ISBN 978-7-5171-3940-9

Ⅰ. ①新… Ⅱ. ①乔… ②金… Ⅲ. ①新型冠状病毒—病毒病—防治—手册 Ⅳ. ① R512.93-62

中国版本图书馆 CIP 数据核字（2022）第 257843 号

新冠病毒感染者自我照护手册（2.0版）

责任编辑：王建玲
　　　　　史会美
责任校对：张天杨
插　　图：刘凯茜

出版发行：中国言实出版社
　　　　　地　址：北京市朝阳区北苑路180号加利大厦5号楼105室
　　　　　邮　编：100101
　　　　　编辑部：北京市海淀区花园路6号院B座6层
　　　　　邮　编：100088
　　　　　电　话：010-64924853（总编室）　010-64924716（发行部）
　　　　　网　址：www.zgyscbs.cn　电子邮箱：zgyscbs@263.net

经　　销：新华书店
印　　刷：徐州绪权印刷有限公司
版　　次：2023年1月第1版　　2023年1月第1次印刷
规　　格：880毫米×1230毫米　1/32　2.375印张
字　　数：70千字

定　　价：16.00元
书　　号：ISBN 978-7-5171-3940-9

出版前言

目前，疫情防控进入新阶段。在临床工作、北京大学第三医院（以下简称"北医三院"）融媒体留言及互联网诊疗中，我们发现很多患者和家属有共同关心的问题。北医三院组织诸多科室权威专家，整理撰写了《新冠病毒感染者自我照护手册（2.0 版）》。该手册内容涵盖新冠病毒感染后的临床表现、诊断、治疗、康复及就医注意事项等，以期对新冠病毒感染者，尤其是孕产妇、婴幼儿、老年人和肿瘤患者、基础疾病患者等特殊人群的自我照护、居家康复进行指导帮助。

人人都是自己健康的第一责任人。希望这本手册能帮助大家，防疫抗疫，健康生活！

北京大学第三医院

2023 年 1 月

编　委　会

主　编： 乔　杰　金昌晓

副主编： 付　卫　孙永昌

编　委： （按姓氏笔画）

马青变　王少利　王　松　王振青

王　斌　王墨培　邢　燕　刘凯茜

孙阿萍　李　东　李常虹　李葆华

杨延砚　杨　进　杨毅恒　肖文华

吴昕霞　辛喜艳　沈　宁　张文丽

张会芝　张　珂　周鹏翔　赵扬玉

赵金霞　赵荣生　侯　征　胥雪冬

袁晓宁　徐昕晔　唐熠达　曹宝山

崔丽艳　崔国庆　梁　瀛　韩彤妍

傅　瑜　路　明　樊东升　穆　荣

编　务： 梁　瀛　张　珂

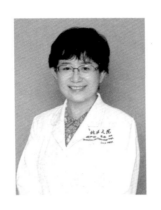

乔杰，中国工程院院士，美国人文与科学院外籍荣誉院士，英国皇家妇产科学院荣誉院士。现任中国科协副主席，北京大学常务副校长、医学部主任，北医三院院长，国家妇产疾病临床医学研究中心主任，国家产科专业医疗质量控制中心主任，中华医学会副会长，中国女医师协会会长等。长期从事妇产及生殖健康相关临床、基础研究与转化工作，在女性生殖障碍疾病病因及诊疗策略、生育力保护保存、人类配子及胚胎发育机制、防治遗传性出生缺陷等方面进行了深入研究，持续关注妇幼公共卫生体系建设，守护妇儿全生命周期健康。

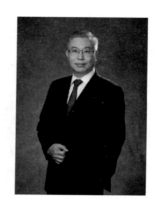

　　金昌晓，男，汉族，管理研究员，专业方向医院管理，现任北京大学第三医院党委书记、医院管理研究室主任，中国医院协会医疗联合体工作委员会主任委员，中华预防医学会健康促进与教育分会副主任委员，中国人体健康科技促进会副会长，北京医院协会第六届理事会理事，《叙事医学》杂志主编。

　　长期从事医院管理工作，先后承担 863 国家高技术研究发展计划课题，国家卫健委医疗机构中医疗、服务、管理数字化工作研究项目，国家卫健委公立医院高质量发展揭榜攻关项目等。曾获北京医院协会 2013 年度"优秀医院管理干部"、2012—2013 年度"中国医院优秀 CIO"荣誉称号，2017 年度全国医院信息化杰出领导力人物奖。

目 录

一、新冠病毒奥密克戎有什么特点

遗传与变异是指生物的亲代与子代之间相似和不相似的现象。俗语"种瓜得瓜，种豆得豆"体现了生物的遗传现象，而"龙生九子，子子不同"则体现了生物的变异现象。

同样，新冠病毒在复制过程中，其基因在遗传的基础上也会发生变异。新冠病毒自从被发现以来，陆续出现了阿尔法（α）、贝塔（β）、伽马（γ）、德尔塔（δ）、奥密克戎（O）等变异。之所以用

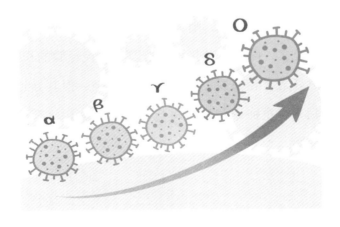

这样的名字，是因为世界卫生组织（WHO）采用希腊字母为新毒株命名，到目前已命名了 11 种变异毒株。为防止 24 个希腊字母被用完，有的专家正幽默地考虑采取天文学星座命名法，比如猎户座、狮子座、双子座和白羊座等。

总体来看，从阿尔法（α）到奥密克戎（O）变异株，新冠病毒呈现出传染性逐渐增强、致病力逐渐减低的趋势。其中 2020 年 10 月，在印度发现的德尔塔变异株是新冠毒株中导致重症和致死率最高的；而目前在我国和其他国家（地区）流行的奥密克戎变异株，在传染性上是所有新冠毒株中最强的（传染数 R 值为 3～5，即每个感染者平均传染 3～5 个人），在致病力方面与 2020 年的原始毒株和其他变异毒株相比，则是大大下降了。

总之，随着疫苗接种的普及、防控经验的积累，虽然新冠奥密克戎变异株传染性很强，但其导致的住院率、重症率和病死率与之前的毒株相比都已大幅降低。

二、感染新冠病毒会有哪些症状

奥密克戎变异株出现之前，新冠病毒感染的潜伏期为 1～14 天，多为 3～7 天。奥密克戎变异株感染的潜伏期明显缩短，多为 2～4 天，平均 3.5 天。

从当前我国的病例来看，感染奥密克戎后会出现以下症状：

- 多数表现为发烧、头疼、全身酸痛、乏力、嗓子干疼等，3～5 天后体温逐渐退至正常，全身不适逐渐减轻，会出现鼻塞、流涕、咳嗽、嗅觉味觉减退等。
- 部分患者为无症状，或仅出现轻微的上呼吸道症状（咽痛、鼻塞、流涕、咳嗽）。
- 极少数患者在发病一周后出现呼吸困难和缺氧表现，甚至出现多器官功能衰竭，发展为重型或危重型。

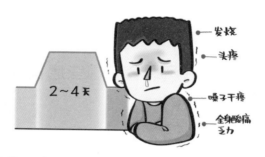

总体而言，无症状人群和轻型患者（有症状，但影像检查无肺炎表现）大约占了 90% 以上，出现肺炎的很少，而需要使用呼吸机的危重型病例则更为少见。

三、如何诊断新冠病毒感染

诊断新冠病毒感染，一是根据症状和胸部影像学检查；二是根据实验室检查，而无症状感染者就是根据实验室检查发现的。目前，新冠病毒感染的常用实验室诊断方法主要有 3 种：核酸检测、抗原检测和抗体检测。病毒分离培养虽然也可以作为新冠感染的实验室诊断方法，但临床上很少应用。不同检测方法的检测时间窗不同：病毒核酸和抗原都可以在发病早期检测到，而抗体则在 2 周后检测更为可靠。与抗原检测相比，核酸检测更为灵敏。

新冠病毒是由芯（核酸）和外壳（核衣壳蛋白）组成。核酸检测就是把病毒的外壳打开，提取出里面的核酸，并通过体外扩增的方法进行检测。抗原检测是用特异性的抗体直接与病毒的外壳结合并显色，达到诊断的目的。此外，感染新冠病毒或接种疫苗后，机体免疫系统会产生识别和中和病毒的抗体，因此，可通过检测 IgG 和 IgM 抗体起到辅助诊断的作用。

● 核酸检测

灵敏度和特异度高，是诊断的"金标准"，但核酸检测对实验室、仪器设备和技术人员的要求较高，且检测耗时较长。

● 抗原检测

抗原检测操作简单、检测快速，受病毒变异株影响较小，适用于高风险、高流行地区的人群检测，也用于治疗观察人员和有抗原自我检测需求的社区居民。抗原检测作为核酸检测方法的补充，有助于实现"快筛快检"，提高感染者发现的及时性。但是，在病毒载量低，或是受采样位置和手法的影响，抗原检测可能是阴性，所以会有部分人已经被感染了，甚至出现了发热等症状，但是抗原仍为阴性。应按照当地疫情防控政策进行后续处置，建议进一步检查。

※ 自己如何检测新冠病毒抗原

新冠病毒抗原检测主要适用标本类型为鼻腔拭子、鼻咽拭子和口咽拭子等。

新 冠 病 毒 抗 原 自 测 流 程

（1）抗原自测前准备

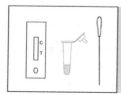

剥离样本提取管密封膜及抗原检测卡包装后，放置于平坦、清洁处

①使用流动清水或手部消毒液清洁双手。

②打开试剂盒，仔细阅读试剂说明书并检查试剂保质期及完整性（包括拭子、样本提取管、检测卡等）。

③确认检测环境温度在 14 ~ 30℃，避免潮湿。轻轻剥离样本提取管密封膜及抗原检测卡包装后，将样本提取管和抗原检测卡放置于平坦、清洁处。

（2）样品采集（以鼻腔拭子为例）

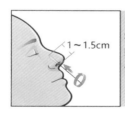

将拭子沿下鼻道的底部向后缓缓深入1~1.5厘米
贴鼻腔旋转至少4圈
停留时间不少于15秒
对另一鼻腔重复相同操作

①用卫生纸擤去鼻涕。

②根据箭头方向拆开拭子包装，注意避免手部接触拭子头。然后头部微仰，一手执拭子尾部贴一侧鼻孔进入，沿下鼻道的底部向后缓

缓深入 1 ~ 1.5 厘米，贴鼻腔旋转至少 4 圈，
停留时间不少于 15 秒；随后使用同一拭子对
另一鼻腔重复相同操作。

（3）抗原检测

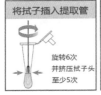
将拭子插入提取管
旋转6次
并挤压拭子头
至少5次

将拭子取出，盖帽

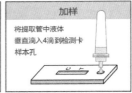
加样
将提取管中液体
垂直滴入4滴到检测卡
样本孔

①将采样后的拭子立即置于样本提取管中，拭子
　头应在保存液中旋转 6 次，混匀至少 30 秒，
　同时用手隔着样本提取管外壁挤压拭子头至少
　5 次，使样本尽可能溶解在保存液中。

②将拭子取出装入生物安全袋。

③将样本提取管盖盖好后，将液体垂直滴入 4
　滴到检测卡样本孔中，使用后的提取管装入
　生物安全袋。

（4）结果判读

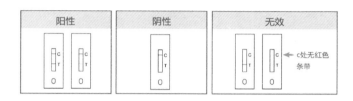

根据试剂说明书，等待15分钟后进行结果判读。

①阳性结果："C"和"T"处均出现红色条带。"T"处条带颜色可深可浅。

②阴性结果："C"处出现红色条带，"T"处无条带出现。

③无效结果："C"处未出现红色条带，无论"T"处是否出现条带，表明结果无效，需重新取试纸条测试。

若新冠病毒抗原检测结果为阴性，使用后的拭子、样本提取管和检测卡装入生物安全袋内密封后，可作为一般垃圾处理；若检测结果为阳性，则应交由医疗机构按照医疗废物处理。

四、新冠病毒感染者居家照护有什么注意事项

1.感染新冠病毒后的治疗要求

目前针对新冠感染者实行科学分类收治。

- 具备居家治疗条件的无症状感染者和轻型病例一般采取居家治疗。
- 重症新冠感染者和老、幼、残、孕等基础病较重的感染者，可以到各类医疗机构进行救治。

具备居家治疗的条件包括以下几个方面：

①至少需要一个单独、能通风的房间（能有一个独立卫生间更好）。

②房间内配备体温计、纸巾、口罩、一次性手套、消毒剂等个人防护用品以及消毒用品，带盖的垃圾桶等防疫物资。

③能让新冠感染者分开居住，以便尽可能减少与家人的接触。

如果不具备以上条件，可找其他居住地治疗，以便更好地保护家人。尤其是家中有老人、小孩或基础疾病较重的人，更要注意保护。

2.新冠病毒感染者的健康监测

新冠感染者居家治疗期间，每天早、晚各进行1次体温测量和自我健康监测，监测内容包括：

（1）新冠病毒感染相关症状：有无发热、咽干、咽痛、流涕、鼻塞、咳嗽、喘憋、气短或呼吸困难、腹泻、嗅觉和味觉改变，食欲有无明显下降，大小便有无异常等。

（2）原有基础疾病相关症状：例如患有慢性肺部疾病、糖尿病、高血压、心血管疾病者，要监测有无头痛、头晕、气短、憋喘、胸闷、心慌、胸痛等；患有高血压者监测血压、心率或脉搏；患有糖尿病者根据既往血糖情况监测快速血糖；患有气短、憋喘、胸闷等呼吸困难症状时监测呼吸频率、指氧饱和度（特别是静息状态和活动后的指氧饱和度）。

3.居家治疗人员的饮食起居

● 新冠感染者在治疗期间应单独房间居住，控制外出，拒绝探访。

● 讲究咳嗽礼仪，不随地吐痰，用后的纸巾及口罩丢入专门的带盖垃圾桶内。

● 毛巾、牙刷等个人物品分开使用，且不与他人的摆放在一起。

● 如病情允许，感染者在室内也应戴好口罩，尽量减少到室内其他区域活动。在进入客厅、卫生间等家中公共区域应规范佩戴口罩及手套，尽量减少在公共区域逗留时间。

● 无独立卫生间使用条件的，使用卫生间后立刻开窗关门进行卫生间通风、所接触表面进行擦拭消毒。

● 未成年人、生活不能自理或其他情形需有人进行生活照顾的，要确定相对固定的 1 名家庭成员作为陪护进行照顾。首选身体健康且完成全程疫苗接种及加强剂的人员。如新冠感染者为哺乳期母亲，在做好个人防护的基础上可继续母乳喂养。

● 饮食上可参考中国居民平衡膳食宝塔（2022），要做到能量充足，保证蛋白质和必需脂肪酸的摄入，多吃新鲜蔬菜和水果。

● 家庭饮食应采用分餐制，感染者的食物应使用专用的餐具盛放，以不见面、无接触的形式传递（可在房门口放置桌凳，以便传递物品），使用后的餐具单独清洗消毒，有独立卫生间的可在房间内自行清洗后继续使用。房间内无洗刷条件的可以放在最后清洗，清洗后立刻采取家用消毒柜、微波炉或煮沸消毒15 分钟的方式进行消毒。若使用化学消毒剂进行消毒需要完全浸泡，按说明书作用足够时间后使用大量流动水冲洗干净。

4.有新冠感染者家庭的环境消毒

家有新冠感染者，要做好空气和常用物品表面的清洁消毒。家庭消毒应以清洁为主，消毒为辅，消毒并非必须用消毒剂，优先使用阳光暴晒、热力等物理消毒方法。具体有以下几点：

（1）开窗通风：每日开窗通风 2~3 次，每次至少 30 分钟，通风时要注意做好保暖。可根据气候条件延长开窗时间。开窗通风的时间与其他家庭成员开窗通风的时间要错开。

（2）紫外线消毒：通风不好的房间可使用家用紫外线消毒灯照射来进行空气消毒，照射时长至少要达到 30 分钟。使用时按照说明书进行，避免紫外线照射到人，尤其是避免照射到人的面部，特别是眼睛。

（3）化学消毒剂：可用于家庭物品表面或织物消毒，不推荐用化学消毒剂进行空气消毒。使用时做好个人防护，按照说明书认真配置使用，切勿随意混搭，注意使用安全。家庭常用的化学消毒剂有：

①酒精及含酒精纸巾：可用于台面、手机、开关等日常高频接触或使用物品的擦拭消毒。酒精易燃易挥发，使用时注意远离火源、热源，禁止喷洒

酒精。

②含氯消毒剂：包括84消毒液、二氧化氯、健之素等。使用时按照说明书进行配置，使有效氯浓度达到不同情况下所需要的浓度，然后进行喷洒、擦拭或浸泡消毒，作用时间30分钟。配制时需佩戴口罩、手套，并在通风良好的环境下进行，配制好的消毒剂应尽快使用。

③其他化学消毒剂：如威露士等，按照说明书规范使用。

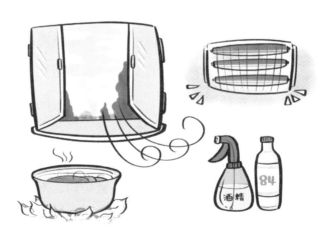

5.如何防止家庭内病毒传播

要防止新冠病毒在家庭成员之间的传播，首先要做到严格的家庭感染者隔离管理，其次要做好家庭的清洁消毒工作，最后还要对一些生活中的细节问题加以重视。

（1）防范气溶胶传播：厨房使用抽油烟机、排风扇时，应全程保持开窗自然通风；卫生间加强开窗通风，保持空气流动；无自然通风条件，需开启排气设备进行通风换气；室内开窗通风，每天 2 ~ 3 次。中央空调关闭回风，按全新风模式运行。坐便器及时补水，每天注水 2 次以上。冲水时，先盖马桶盖，再冲水。淋浴排水地漏或卫生间地漏保证水封，可以将地漏注上水进行封堵，如使用塑料袋灌水扎紧，放在地漏上封堵，使用时打开。除淋浴排水外，其他时间地漏均应封堵。

（2）妥善处理垃圾：新冠感染者房间的垃圾单独处理，装入双层塑料袋后扎紧袋口，对其外表面及封口处消毒，消毒时采用含氯消毒剂（有效氯浓度为 500 ~ 1000mg/L）或 75% 酒精喷洒消毒至完全湿润，然后传递至门外，由未被感染的同住人员佩戴好口罩及乳胶手套后将垃圾放置到社区指定位置。

（3）除生活必需品和药品外，尽量不要订购其他快递、外卖。应采取无接触方式收取快递、外卖。

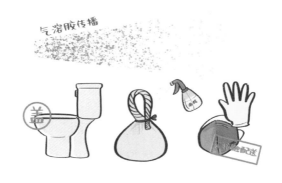

五、新冠病毒感染的对症治疗有哪些

新冠病毒感染具有一定的自限性，对于无症状感染者，无须药物治疗。若出现了相关症状，如发烧、咳嗽、咳痰、咽痛、咽干等，可以选用对症治疗的药物来让自己感觉舒服一些。

含多种成分的复方制剂（如各种复方感冒药）能同时控制多种症状，如果叠加使用、超剂量和超次数使用，都可能因药物过量而引发严重后果，因此一定要认真阅读药品说明书或咨询医师、药师后谨慎使用。

1.退热药物

退热药，学名叫作"解热镇痛药"，即兼顾退热和缓解疼痛两种作用。体温低于38.5℃的时候，可以通过适当多饮水、物理降温等方法缓解。当体温高于38.5℃时，或体温未升至38.5℃，但有明显不适、影响休息时，可使用退热药。这类药物在使用时，一定注意每日的服药次数、最大服药剂量，尽量避免与复方感冒药等含有退热成分的药物联合使用。

退热药大多都含有对乙酰氨基酚或布洛芬成分，如果只有发热，其他的症状不明显，选择其中一种单一药物即可。由于这两种药物都是非处方药

（OTC），市面上容易购买到，因此可能存在一定的滥用风险。

为确保用药安全，需要遵循这两种药物的每日最大剂量、可选剂型、适用人群和服药次数，可参考表 1 所列的信息。

表 1　常见退热药参考信息

药物名称	每日最大剂量	剂型	常见药品名称	适用人群	每日服药次数 *
对乙酰氨基酚	2.0 g	口服溶液 / 滴剂	百服咛泰诺林	儿童	若持续发热，可间隔 4～6 小时重复用药 1 次，24 小时不超过 4 次
		片剂	泰诺林	≥6 岁儿童及成人	
		缓释片	泰诺林	≥12 岁儿童及成人	若持续发热，每 8 小时用药一次，24 小时不超过 3 次
布洛芬	1.2 g	混悬液 / 滴剂	美林	儿童	若持续发热，每 6～8 小时可重复使用，每日不超过 4 次
		片剂	—	≥12 岁儿童及成人	若持续发热，可间隔 4～6 小时重复用药 1 次，24 小时不超过 4 次
		缓释胶囊	芬必得	≥12 岁儿童及成人	每日 2 次

* 具体药物用量，请根据患者年龄范围，参照药品说明书中的用法用量，或咨询医师、药师。

其实，市面上很多非处方药都含有一些退热成分，如果不注意甄别，退热药和各种感冒药一股脑都吃上，极有可能超过药物每天的安全剂量，从而造成肝功能损害和其他器官的损伤，严重者甚至有生命危险。

市面上常见的感冒药多为复方制剂，含有多种成分，可以多方位地缓解感冒导致的发热、流涕、鼻塞和咳嗽等症状。这些药物的名字读起来都有点儿拗口，比如酚麻美敏（泰诺）、氨酚伪麻美芬（白加黑）、小儿氨酚黄那敏颗粒，其中含有"氨酚"或"酚"的字眼，就说明含有对乙酰氨基酚的成分，有退热的效果。另外，一些中成药，如维C银翘片、感冒灵颗粒等，成分中也含有对乙酰氨基酚。

因此，我们在用这些退热药物的时候，一定要核对药品说明书中的具体成分，避免退热药和感冒药一起服用。举个例子，当体温升到38.5℃以上且无其他症状的时候，可以只服用对乙酰氨基酚缓释片（泰诺林）；如果同时有流涕、鼻塞等症状，可以只服用酚麻美敏片（泰诺）来缓解。

另外，需要特别强调的是，不是所有人都可以高枕无忧地使用退热药。如果有一些基础疾病，例如肝功能损害、活动性肝病、肾功能损害、消化性溃疡、胃肠出血等情况，需咨询医师或药师判断是否可以使用退热药。

特殊人群（如儿童、孕妇、哺乳期妇女）使用退热药也要格外谨慎。

- 对于儿童，对乙酰氨基酚的口服溶液 / 滴剂，可用于 3 个月以上的儿童；布洛芬混悬液 / 滴剂，则适用于 6 个月以上的儿童；6 个月以下的儿童则不建议使用复方感冒药。
- 孕妇在妊娠的最后 3 个月之内应避免使用布洛芬。
- 两种退热药对于哺乳期妇女而言都是比较安全的。

2.镇咳、化痰药物

咳嗽是一种反射性的防御动作，通过咳嗽可以排出呼吸道的分泌物和病毒。一般的轻度咳嗽可以不用药物治疗。若出现严重咳嗽、痰多或痰咳不出的症状，且影响正常休息时，可选择镇咳、化痰药物进行对症治疗。如果是干咳（没有痰），可选择福尔可定、右美沙芬等，当痰多且不宜咳出的时候，需要先使用化痰药（如溴己新、氨溴索、愈创甘油醚、乙酰半胱氨酸等）帮助稀释和溶解痰液，从而顺利咳出。

3.缓解流涕和鼻塞的药物

市面上常见的复方感冒药中也含有缓解流涕、鼻塞或镇咳的成分，如药名中的"敏"指的是含有氯苯那敏，"伪"或"麻"指的是伪麻黄碱，"美"是指右美沙芬。如果我们选用复方感冒药来同时退烧、镇咳、缓解流涕和鼻塞，选择一种即可，无须再使用其他的退热药、抗过敏药物或镇咳的药物。

4.缓解咽痛、咽干药物

如果咽部只是轻微不适，可通过适量饮水、淡盐水含漱的方式来缓解。当咽痛、咽干症状比较严重时，一些中成药（如六神丸、清咽滴丸、疏风解毒胶囊）和地喹氯铵含片等药物可以有助于缓解咽喉肿痛和干痒的症状。

儿童不应服用丸剂、胶囊剂和含片，以免造成呛咳或误吸。孕妇及哺乳期妇女在选择这类药物时，应咨询医师或药师后谨慎服用。另外，避免过度用嗓，忌烟酒、辛辣食物，也会有所帮助。

5.特殊人群的对症治疗

儿童、孕妇和哺乳期妇女等特殊人群的用药需格外小心，我们根据药品说明书等资料将相关的药物信息进行了整理，供大家参考。需要特别注意的是，对于孕妇、儿童、老年人、重症高风险人群以及病情明显加重的情况下，应及时到医疗机构就诊，以免延误治疗。

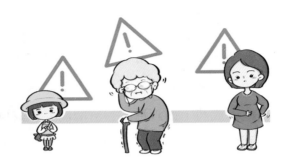

表2　特殊人群对症治疗药物信息表

症状	常用药物	儿童、青少年（6～18岁）	孕妇	哺乳期妇女
发热	对乙酰氨基酚	√	√	√
	布洛芬	√	×	√
咳嗽、咳痰	溴己新	√	×	×
	氨溴索	√	×	×
	愈创甘油醚	√	请咨询	请咨询
	乙酰半胱氨酸	√	√	请咨询
干咳（无痰）	福尔可定	√	请咨询	
	右美沙芬	√		
喷嚏、流涕	氯苯那敏	√	√	√
	氯雷他定	√	√	√
	西替利嗪	√	√	√
鼻塞	赛洛唑啉	√	请咨询	请咨询
咽痛、咽干	地喹氯铵	√	请咨询	

√：可以选用；×：避免使用；

请咨询：权衡利弊谨慎使用，咨询医师或药师。

六、新冠病毒感染的中医药治疗有哪些

新冠病毒感染属于中医"疫"病范畴，不同地区、不同气候特点所表现的中医证候特征有差异，及早采用中医药治疗可以缩短病程、改善患者病情。针对当前的新冠病毒感染特点，可参考国家卫生健康委员会发布的《新型冠状病毒感染诊疗方案（试行第十版）》及《新冠病毒感染者居家中医药干预指引》《关于在城乡基层充分应用中药汤剂开展新冠病毒感染治疗工作的通知》中推荐的中成药和中药协定方。

依据病情程度将患者分为轻型、中型、重型和危重型，病情程度不同所表现的中医证候特征不同，临床中应辨证施治。轻型患者常见证候类型包括疫毒束表证、寒湿郁肺证和湿热蕴肺证，中型常见湿毒郁肺证、寒湿阻肺证和疫毒夹燥证，重型常见疫毒闭肺证、气营两燔证和阳气虚衰·疫毒侵肺证，危重型主要表现为内闭外脱证。

※ 常用中成药

轻型、中型、重型、危重型病例常用中成药参考《新冠病毒感染者居家中医药干预指引》。本手册增加了新冠病毒感染恢复期咳嗽、疲劳、心悸、多汗常用的中成药。

轻型推荐中成药：藿香正气胶囊（软胶囊、丸、水、口服液）、疏风解毒胶囊（颗粒）、清肺排毒颗粒、化湿败毒颗粒、宣肺败毒颗粒、散寒化湿颗粒、金花清感颗粒、连花清瘟胶囊（颗粒）等。

中型推荐中成药：金花清感颗粒、连花清瘟胶囊（颗粒）、清肺排毒颗粒、化湿败毒颗粒、宣肺败毒颗粒、散寒化湿颗粒等。

重型、危重型推荐中成药：清肺排毒颗粒、化湿败毒颗粒、喜炎平注射液、血必净注射液、热毒宁注射液、痰热清注射液、醒脑静注射液、参附注射液、生脉注射液、参麦注射液。

恢复期推荐中成药：养阴清肺膏、蜜炼川贝枇杷膏、苏黄止咳胶囊、生脉饮、玉屏风颗粒、补中益气丸等。

中成药使用注意事项

- 中成药的使用也要辨证施治，尤其要分清寒热用药，避免盲目使用。

- 功能相同或基本相同的中成药不宜叠加使用，如连花清瘟颗粒（胶囊）与金花清感颗粒不建议同时使用；中成药与解热镇痛西药如布洛芬、对乙酰氨基酚等不宜同时服用。

- 清热解毒类中成药脾胃虚寒者慎用。

- 对于当前的奥密克戎变异株，服用时间不可过长。

- 儿童、孕妇慎用，应在医师指导下调整药物剂量，安全服用。

- 肝肾功能不全者慎用，应在医师指导下使用。

- 对于重型、危重型患者，不能单纯使用中成药治疗，可辨证选用中药协定方，并应及时就诊或住院治疗。

※ 中药协定方

除选用以上中成药，更推荐选用中草药治疗新冠病毒感染。中医学理论强调"三因制宜"，不同地域、不同人群、不同季节，治疗药物有差异，很多医疗机构均根据当地的新冠病毒感染情况制定了相应的协定处方，同一地域各家医院也各有特色。北医三院中医专家经过充分讨论制定了解表退热方、清肺解毒方、润肺止咳方和益气养心方。以下推荐处方仅供参考，建议在医生指导下，根据患者具体情况辨证施治，根据病人具体情况调整药物组成和剂量。

● 解表退热方

【组成】金银花 15g、连翘 10g、柴胡 15g、黄芩 10g、党参 10g、法半夏 6g、荆芥 10g、防风 10g、蒲公英 15g、苍术 10g、炒牛蒡子 10g、藿香 10g、桑叶 10g、羌活 6g、生甘草 6g。

【功效】疏风解表，清热解毒

【适应症】新冠病毒感染轻型、中型，伴低热、咽痛、鼻塞流涕、轻微咳嗽等上呼吸道感染症状者。

【服用方法】自煎：每日一剂，水煎两遍，混合，共 300 ~ 400ml，口服，每日两次，每次服 150 ~ 200ml。颗粒剂：每次 1 ~ 2 袋，每日两次，饭后半小时温服。可连续服用 5 ~ 7 天。

● 清肺解毒方

【组成】炙麻黄 6g、生石膏 30g、苦杏仁 10g、金银花 15g、桑白皮 20g、浙贝母 10g、芦根 15g、黄芩 12g、桔梗 10g、苍术 10g、薏苡仁 20g、法半夏 9g、茯苓 15g、生甘草 6g。

【功效】清肺泻热，止咳化痰

【适应症】新冠病毒感染，高热伴有明显咳嗽、黄痰、胸闷者。

【服用方法】自煎：每日一剂，水煎两遍，混合，共 300 ~ 400ml，口服，每日两次，每次服 150 ~ 200ml。颗粒剂：每次 1 ~ 2 袋，每日两次，饭后半小时温服。可连续服用 3 ~ 5 天。

● 润肺止咳方

【组成】桑白皮 15g、麦冬 15g、炒栀子 6g、陈皮 10g、浙贝母 10g、紫菀 10g、桔梗 10g、黄芩 10g、白前 10g、射干 10g、连翘 15g、茯苓 15g、薄荷 5g（后下）、甘草 6g。

【功效】清肺化痰，润肺止咳

【适应症】新冠病毒感染后，咳嗽、咽痛、痰不多或少痰者。

【服用方法】自煎：每日一剂，水煎两遍，混合，共 300 ~ 400ml，口服，每日两次，每次服 150 ~ 200ml。颗粒剂：每次 1 ~ 2 袋，每日两次，饭后半小时温服。可连续服用 7 ~ 14 天。

● 益气养心方

【组成】太子参 15g、麦冬 15g、五味子 6g、陈皮 10g、黄芩 6g、丹参 10g、生黄芪 15g、桂枝 5g、焦神曲 10g、佩兰 10g、茯苓 15g、炒白术 10g、百合 10g、炙甘草 6g。

【功效】益气养心，健脾和胃

【适应症】新冠病毒感染后，心悸、乏力、气短、胸闷、纳差者。

【服用方法】自煎：每日一剂，水煎两遍，混合，共 300 ~ 400ml，口服，每日两次，每次服 150 ~ 200ml。颗粒剂：每次 1 ~ 2 袋，每日两次，饭后半小时温服。可连续服用 7 ~ 14 天。

中药协定方使用注意事项

- 无论患者选择哪一种协定处方，均应在医生指导下使用；
- 中药协定处方与中成药不宜叠加使用；
- 脾胃虚寒者慎用，可根据患者特点加减使用；
- 服用时间不可过长，需根据病情遵照医嘱，恢复期不宜超过 14 天；
- 对中药成分过敏者慎用；
- 儿童、孕妇慎用，应在医师指导下调整药物组成和剂量；
- 肝肾功能不全者应在医师指导下调整药物组成和剂量。

七、新冠病毒感染的抗病毒药物有哪些

新冠病毒感染作为一种新发的呼吸道传染性疾病，直到目前暂时还没有特效的抗病毒药物。不过，大家也不必过于担心，由于奥密克戎毒株的致病力已明显减弱，感染后绝大多数患者表现为轻症或者无症状，通过前面提到的对症治疗，同时注意充足的休息和睡眠，保证能量摄入和营养平衡，7～10天后可痊愈，原则上无须使用抗病毒药物。只有少数患者可能需要在医生指导下使用抗病毒药物。

我国《新型冠状病毒感染诊疗方案（试行第十版）》中建议的抗病毒药物包括阿兹夫定片和奈玛特韦/利托那韦片（Paxlovid），两个药物有各自不同的适用范围，应在有经验的医生严格评估病情后，在医生指导下用药。

● 阿兹夫定片

是一种小分子抗病毒药物，可用于治疗中型新冠病毒感染的成年患者。用法用量：空腹整片吞服，每次5mg，每日1次，疗程至多不超过14天。妊娠期和哺乳期妇女不建议使用。此外，中重度肝、肾功能损伤的患者应慎用。因为缺乏在未成年患者中疗效及安全性的评估，所以目前不建议在未成年患者中使用。

● 奈玛特韦/利托那韦片

主要作用为抑制新冠病毒在体内的复制，降低人体内病毒的负荷。适用于发病5天以内的轻型和中型，以及可能会进展为重型的成人患者，例如高龄、合并各种慢性基础疾病等。中度肾功能损伤的患者应将奈玛特韦减半服用，重度肝、肾功能损伤的患者不应使用该药。

八、新冠病毒感染后出现什么情况需要就医

①呼吸困难或呼吸频率明显增快；如果家中有条件监测外周氧饱和度，发现外周氧饱和度 ≤ 93% 时，应及时就医。

②经药物治疗后体温仍持续高于 38.5℃，超过 3 天。

③原有基础疾病在新冠病毒感染后明显加重，通过现有的药物治疗方案不能控制或改善。

④儿童出现嗜睡、持续拒绝进食、喂养困难、持续腹泻或呕吐等情况。

⑤孕妇出现头痛、头晕、心慌、憋气等症状，或出现腹痛、阴道出血或异常分泌物、胎动异常等情况。

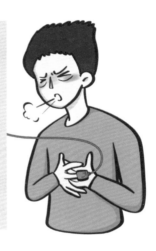

⚠ 外周氧饱和度 ≤ 93%

⚠ 高于 38.5℃ 超过 3 天

⚠ 基础疾病加重

⚠ 儿童出现症状

⚠ 孕妇出现异常

九、新冠病毒感染者到医院就诊和急诊有哪些注意事项

1.就诊前应做哪些准备工作

如果患者病情严重，可拨打 120 急救车转运。在等待急救车到来的期间，家属可结合患者既往的基础疾病，给予相应的药物治疗，例如，平常有冠心病再次出现胸痛，可以含服硝酸甘油或速效救心丸；支气管哮喘发作可给予万托林等平喘的药物。

去医院前做好自身防护，尽可能佩戴口罩（N95最好），由熟悉病情的家属陪同一起到医院就诊。

2.在医院就诊时要注意哪些事项

抵达医院后应如实告知感染新冠病毒的情况，在医院指定的区域进行候诊。医护人员会按照病情的轻重缓急的诊疗原则安排就诊，对于病情严重者，医护人员评估后会在特定的区域立即给予紧急处理，陪同家属应在附近守候，保持手机通畅，以利于医生找家属共同决定危重患者的处理。

对于症状不严重的患者，须按照工作人员的指示，在指定区域完善相关化验、检查，患者尽可能在候诊的区域等待结果出来，挂号、缴费或取药由家属完成。如果患者在等待结果过程中出现剧烈胸痛、腹痛等症状，家属应及时告诉值班医护人员，接诊医师会结合患者的症状、体征和化验检查进行综合判断，需要其他专科医生进行诊疗时，会及时联系相应的专科医生，专科医生接到通知后会到指定的区域给患者会诊。

十、特殊人群或基础疾病患者新冠病毒
感染后如何做好自我照护

1.恶性肿瘤

恶性肿瘤患者感染新冠病毒后，发展成重症和危重症的风险高于非肿瘤患者，高龄和 4 周内接受过化疗的患者风险更高。疫苗接种是肿瘤患者最关键的预防手段。肿瘤患者接种新冠疫苗短期内安全性好。建议肿瘤患者如无特殊情况，应按照推荐剂量和剂次完成疫苗接种。化疗患者建议在化疗前 2 周或化疗结束后 2 周进行疫苗接种。接受内分泌或靶向治疗的患者，治疗疗程长，建议经评估后接种新冠疫苗。应用免疫检测点抑制剂患者，接种新冠疫苗短期安全性良好。肿瘤患者在进行肿瘤治疗前，在评估后进行疫苗接种。应如无特殊情况，完成足疗程足量接种。

患者感染新冠病毒后应告知主诊医师，停止化疗或免疫治疗。口服靶向及内分泌治疗药物是否继续，可通过互联网医院联系主诊医师，综合评估后决定。患病期间，要保证充足水分摄入和休息，伴有发热、流涕、咳嗽等症状可应用退热、止咳药物等对症治疗，也可配合中成药治疗。如有持续发热（体温增高至38.5℃以上，持续2天以上），伴有气短、胸痛、呼吸困难、意识模糊等症状，或者肿瘤原有症状（出血、疼痛等）加重，应尽快联系主诊医师或医院急诊就诊。

专家建议，在新冠病毒感染相关症状完全恢复后可考虑重启抗肿瘤治疗，治疗前应进行新冠病毒核酸检测。

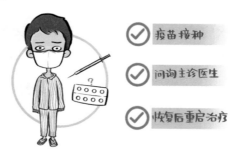

2.慢性呼吸道疾病

常见慢性呼吸道疾病包括慢性阻塞性肺疾病（慢阻肺）、哮喘和支气管扩张，这类疾病患者，感染新冠病毒后发展为重症的风险增高。疫苗接种在预防新冠病毒感染发展为重症方面具有良好效果。

慢阻肺患者多为老年人，接种新冠病毒疫苗具有较大益处，对于稳定期慢阻肺患者，只要没有明确的禁忌症，及时接种新冠病毒疫苗是很有必要的。

病情控制良好的哮喘患者，目前亦推荐及时接种新冠病毒疫苗，而且应常规进行加强针疫苗的接种；对于哮喘未控制或急性发作的患者，待病情稳定后可接种；而对疫苗成分过敏者，不推荐接种。病情稳定的支气管扩张患者，如果没有明确禁忌症，亦应及时接种新冠病毒疫苗。

慢性呼吸道疾病患者感染新冠病毒后，除了可能会出现新冠病毒感染的常见症状之外，还容易出现原有的慢性呼吸道疾病急性加重情况，例如咳嗽、咳痰、痰量增多，气短、喘息加重，病情严重者可能会出现进行性加重的呼吸困难，甚至出现神志改变、意识障碍，并可能危及生命。

针对慢性呼吸道疾病的治疗药物（包括吸入药物、口服药物等），主要作用为舒张支气管和减轻气道炎症，应继续规律使用，一般情况下无须调整用药频次和剂量。新冠病毒感染多以对症治疗为主，大多数情况下与治疗慢性呼吸道疾病的药物不存在冲突。

在感染新冠病毒后，如果症状局限在上呼吸道，且精神状况、饮食情况尚好，全身症状不严重，可先选择居家治疗，密切监测健康状况，包括体温、呼吸道症状、神志、饮食等，有条件时可监测外周氧饱和度。还可以通过互联网医疗的形式咨询呼吸专科医师，帮助居家治疗期间进行自我管理。

如果出现病情恶化，例如呼吸困难进行性加重、外周氧饱和度 ≤ 93% 且吸氧治疗后不能纠正、体温超过 38.5℃持续 3 天以上、痰多且咳痰费力、出现神志改变或精神状态异常，家人应及时将患者送到医院发热门诊或者急诊就医。

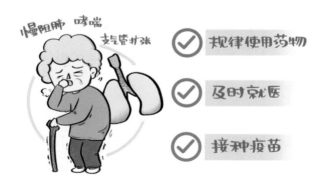

3.心血管疾病

新冠病毒感染对心血管系统是否会产生影响，目前尚不明确。但是，对于合并心血管疾病的新冠感染者，应注意以下几点。

由于新冠病毒感染者可能出现血压的波动，建议每日进行血压、心率的监测，如果多次测量血压值都 >140/90mmHg，建议调整降压药物，必要时及时就医，或通过互联网医疗等方式寻求医生的建议。

在感染新冠病毒时，大多数治疗心血管疾病的药物，如阿司匹林、他汀、大多数降压药等，都是可以继续服用的。

虽然适当增加饮水对新冠病毒感染的恢复有利，但对于有心血管疾病的患者而言，大量的饮水会增加心脏的负荷，甚至可能会诱发心力衰竭。因此，不建议有心血管疾病的患者过多饮水。除日常饮食外，每日的饮水量应控制在 500 ～ 1000ml。如体温持续高于 38.5℃，每日可再酌情增加 300 ～ 500ml。

适量活动有利于疾病的康复，建议每天都进行一些力所能及的室内活动，如慢走、简单的家务等。同时，长时间卧床休息会增加下肢静脉血栓的风险，甚或引起肺栓塞，适当的活动有助于预防下肢静脉血栓和肺栓塞的发生。

如果出现胸闷、胸痛等症状，尤其当这些症状与步行、家务等体力活动有明显关系，或伴有明显出汗时，建议立即停止相关活动，及时就医，必要时呼叫120急救车。

由于心血管疾病患者整体年龄偏大，出现新冠病毒感染重型的风险升高，因此建议坚持每日监测体温、手指血氧饱和度，观察是否出现呼吸困难的症状。如果出现手指血氧饱和度<95%，或出现呼吸困难的症状，建议尽快就医。即使没有任何症状或症状轻微，如果患者在感染10日之后，核酸结果依然未能转阴，建议去医院就诊。

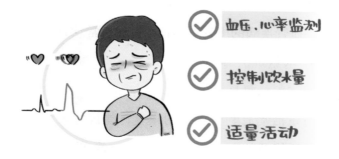

4.肾脏病

慢性肾脏病患者是一个特殊的群体，通常情况下免疫系统的功能比一般人差，更容易被包括新冠病毒在内的多种病原体感染。特别是血液透析的患者，感染风险更大，而且感染后发展为危重症的风险也明显高于普通人。

慢性肾脏病特别是透析患者应优先接受新冠疫苗接种。慢性肾脏病，包括平稳透析的患者，只要没有急性并发症、对疫苗不过敏，都可以接种疫苗。

慢性肾脏病患者感染新冠病毒后的症状，可能会比普通人更多见一些。轻症患者可以自己在家休息，适当服用感冒药。但需要特别注意的是，大多数感冒药都含有解热镇痛药的成分，有潜在的肾毒性，如果超剂量服用（如几种感冒药一起吃），有可能导致肾功能恶化，肾功能不全的患者需要慎用。另外，一些抗菌、抗病毒的药物，需要经过肾脏代谢和排泄，肾功能不全，特别是透析的患者，需要根据肾功能酌情减量（减少单次给药剂量或拉长给药间隔）。具体问题建议通过面诊或线上医疗咨询专科医师或临床药师。

血液透析患者感染新冠病毒后，每次治疗往返社区与医院时，一定要选择私家车或者120等专用车辆闭环转运。转运和透析治疗过程中全程规范佩戴N95口罩，透析治疗期间不进食、不饮水。与其他病人保持1米以上社交距离。进出血液透析室应洗手或使用速干手消毒剂进行卫生手消毒。许多血液透析室会为新冠阳性患者临时增加晚班透析班次，或调整透析时间，改变透析机位，做到隔离透析。因为透析时间的调整，可能出现水肿、高血压、心力衰竭、高钾血症、心律失常等并发症，患者在此期间务必严格控制自身的饮食和饮水量，尤其是严格控制高钾食物摄入，也可以根据情况适当服用降钾药物。还有残余肾功能的患者可以服用大剂量利尿剂。一部分感染新冠病毒的血液透析患者，会被转到定点透析中心进行治疗，在闭环开始和结束时患者需要及时告知原透析中心，以便原透析中心在患者闭环结束后能更好地完成无缝对接。

腹膜透析患者感染新冠病毒后，建议居家治疗；如果因为新冠病毒感染增加了饮水量，需要特别关注体重、血压和超滤量的变化。如果出现体重和血压增加，或超滤量减少，可以适当调整腹透液的葡萄糖浓度，也可以通过线上医疗或腹膜透析热线电话咨询腹膜透析专科医师或责任护士，完成腹透方案的调整。如果居家治疗期间出现发热、腹痛、透析液浑浊、腹壁红肿热痛、外口脓性分泌物等急性腹膜炎、隧道炎、外口感染的表现，需要立即带上有问题的腹透液，乘坐私家车或120，点对点闭环转运到医院急诊室就诊。

非透析的慢性肾脏病的患者如果感染了新冠病毒，跟普通人类似，大多数通过休息和对症治疗可以逐渐好转。平时长期使用降压药、降糖药的患者，务必严格遵照医嘱服药，切不可擅自停药，以免影响疾病的治疗。正在使用激素、免疫抑制剂的患者，建议通过线上医疗咨询专科医师，根据肾脏病病情和新冠病毒感染的严重情况，决定是否调整激素和免疫抑制剂的剂量，切不可自行停药或减药。

5.糖尿病

血糖控制不好的糖尿病患者新冠病毒感染的风险会增加，而血糖控制良好者，新冠病毒感染的风险与健康人群没有明显差异。因此，无论是平素还是新冠病毒流行期间，规范合理的降糖治疗、良好的血糖控制和病情管理，都是糖尿病患者健康的基本保障。

新冠疫苗是糖尿病患者预防感染，特别是预防重症发生的重要手段，符合条件的患者应该接种新冠疫苗，并且属于优先接种的人群，其中老年糖尿病患者更应该积极进行疫苗接种。在药物控制平稳的情况下，没有明显的血糖升高（空腹血糖不超过 13.9 mmol/L），并且没有糖尿病的急性并发症（例如糖尿病酮症酸中毒、高血糖高渗状态），糖尿病患者都可以接种新冠疫苗。

感染新冠病毒后，如果平时血糖控制良好，可以维持治疗方案不变，按照原来的规律监测血糖。如果血糖控制得不好，无法达到合理的目标，可以通过互联网医院咨询内分泌科医生，遵医嘱调整治疗方案。如果病情严重，要在做好防护的条件下及时就医。

糖尿病患者应根据具体情况设定个体化的血糖控制目标，对于大多数糖尿病患者的控制目标是，

糖化血红蛋白 <7%，空腹血糖 4.4 ~ 7.0 mmol/L，非空腹血糖 <10.0 mmol/L。如果是高龄患者，又容易出现低血糖、合并较多慢性病或其他身体状况不好的情况，控制目标适当放宽（最高可以放宽到空腹血糖 7.8 ~ 10.0 mmol/L，非空腹血糖 <13.9 mmol/L）。

在家中使用血糖仪自我监测血糖是了解平素血糖控制情况的重要手段。

- 使用口服降糖药物治疗的患者，建议每周监测 2 ~ 4 次空腹血糖或餐后 2 小时血糖。
- 使用长效胰岛素（基础胰岛素）治疗的患者，建议每周监测 3 ~ 4 次空腹血糖。
- 使用预混胰岛素治疗的患者，建议每周监测 3 ~ 4 次空腹血糖和 3 ~ 4 次晚餐前血糖。
- 使用更复杂的胰岛素治疗方案的患者，应在医生指导下实行个体化的血糖监测方案。

新冠病毒感染无症状者和轻症患者，血糖可能没有明显变化。而感染症状较重时，或者受到心理应激、饮食改变等因素的影响，有的糖尿病患者可能出现血糖明显升高或波动大（高血糖和低血糖交替出现）的情况，甚至出现糖尿病酮症酸中毒等急性并发症。当合并食欲减退、恶心、呕吐等消化道症状时，糖尿病患者发生低血糖的风险增加，使用胰岛素、胰岛素促泌剂的患者其风险更高。此时更需要加强自我血糖监测，可咨询专科医生，酌情减少胰岛素、胰岛素促泌剂等降糖药物的用量。

如果出现血糖波动，糖尿病患者可根据血糖水平选择合适的应对策略。如果血糖水平超过控制目标，可通过互联网医院咨询内分泌科医生和糖尿病自我管理支持团队来获得医务人员的指导和帮助。如果空腹血糖持续超过 13.9 mmol/L，此时发生糖尿病急性并发症，例如糖尿病酮症酸中毒的风险增加，应尽早到医疗机构就诊。

如果出现低血糖反应的症状，如心慌、出汗、乏力、头晕、手抖、饥饿感等，有条件者可先用血糖仪检测血糖，并立即采取升高血糖的应对措施。可进食一定量的含糖食物，如饼干 2 ~ 3 块、糖果 2 ~ 3 块、蜂蜜 1 勺、含葡萄糖饮料 50 ~ 100 ml（选择其中之一）。如果出现神志改变、行为改变、抽搐、昏迷等严重表现，发现者一定要立即联系急救中心进行救助。在低血糖纠正之后，需要医生帮助分析和寻找低血糖原因，如未按时进食、进食过少、运动过量等。

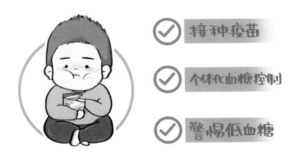

6.风湿免疫病

风湿免疫病患者由于自身疾病状态以及长期用药等因素，存在免疫功能受损，可能更容易感染新冠病毒，而且感染后发生重症的风险更高。

接种新冠疫苗是降低成人风湿免疫病患者住院、重症及死亡风险概率的主要预防措施。除对疫苗成分过敏以外，风湿病患者接种新冠疫苗无绝对禁忌，推荐病情稳定的成人风湿病患者接种新冠疫苗。特殊情况下，也可考虑在不危及生命的风湿病病情活动期接种新冠疫苗。对于正在重症监护病房接受治疗的风湿病患者，建议延缓新冠疫苗接种。在疫苗剂型选择方面，根据患者接种其他疫苗的经验，灭活疫苗对风湿病患者比较安全。

风湿病患者需要规律使用改善病情的抗风湿药，其中包括免疫抑制剂。但这些治疗有可能降低疫苗的保护力度和保护时间。因此，为了使风湿病患者在维持病情稳定的情况下，使疫苗保护力度最大化，建议线上咨询专科医师是否需要对用药进行调整。

风湿病患者感染新冠病毒后的临床表现与一般人群无明显差异。轻症患者可以居家休息，体温高于38.5℃可口服解热镇痛类药物对症治疗。需要注意的是，如果平素因治疗风湿病正在服用非甾类抗炎药物（例如双氯芬酸钠、洛索洛芬钠、布洛芬等），则尽量避免同时服用其他解热镇痛药物或者含有解热镇痛类药物成分的感冒药，以免增加肝肾毒性。此外，正在服用糖皮质激素（醋酸泼尼松、甲泼尼龙等）的患者，如果出现发热，需要服用解热镇痛药时，应注意与糖皮质激素类药物分开服用，以减少对胃肠道的刺激。

如果出现持续高热不退、呼吸困难，以及风湿病加重的表现，应及时就医。具体用药问题还可以通过线上医疗 APP 咨询风湿科专科医师以及临床药师。

7.神经系统疾病

老年患者合并心脑血管疾病等慢性疾患，往往会导致免疫功能低下和紊乱，更易感染新冠病毒。冬季是脑血管疾病的好发季节，一旦发生脑血管病，若再合并感染新冠病毒，则病情会相对复杂多变。因而，对于脑血管病高危人群需加强防护，坚持良好的生活习惯，规律服药，积极控制血压、血糖和血脂，避免情绪激动，保持良好的心态。患者需在家中监测血压和血糖，有波动时可通过互联网医疗的方式与专科医生咨询用药及指导检查等。

脑血管病患者感染新冠病毒后，轻症表现与普通人相似，居家处理方法无异。需要注意的是，高热时应用退烧药后易发生脱水，若患者血管条件差，尤其是合并颅内外动脉狭窄者，则易引起脑灌注不足，从而加重脑缺血；所以在出现发热时，需多饮水，保证入量，从而减少低灌注的发生。

脑血管病患者因长期服用预防卒中的药物，包括阿司匹林、他汀类降脂以及控制血压、血糖等基础疾病的药物，在发热期间，若合并服用退烧药物，需注意肝肾功能及药物间相互作用，如果出现不适，需要及时就诊。在选用中成药治疗新冠时，要关注中成药的成分，含有麻黄成分的药物具有一定的升压作用，所以在服用时需关注血压的变化。

脑血管病患者若发生新冠病毒感染，或者原有疾病加重、复发时，应根据病情，及时到医院就诊。早期快速识别脑卒中（120口诀），有利于患者的及时就治。

> **120 口诀**
>
> "1"代表 1 张脸是否对称;"2"代表两只胳膊是否有单侧无力;"0"代表聆听讲话是否清晰或表达困难。

上述症状提示可能出现卒中,请勿等待症状自行消失,应立即拨打 120 急救电话。

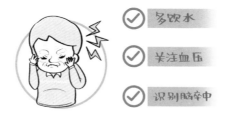

多饮水
关注血压
识别脑卒中

8.孕产妇

奥密克戎毒株的致病力和毒力已经明显减弱,感染后轻症和无症状感染者居多,症状持续时间短,以上呼吸道症状为主。孕产妇感染新冠病毒奥密克戎毒株的风险与普通人群相近,感染后的症状、严重程度以及病程基本也是相似的,所以不用过分担心。孕产妇感染新冠病毒后要做好以下方面:

①做好自我健康监测，包括感染症状、心率、血压、胎动等。感染新冠病毒后，对于没有不适症状的孕妈妈则不需要药物治疗，事实上，不焦虑和保证休息也是一种治疗。一般感染症状包括发烧、咳嗽、咽干、咽痛、流涕、肌肉痛等，在发病早期，可根据症状有针对性地用药，比如发热使用退热药，咳嗽咳痰使用止咳化痰药。不需要自行使用其他药物，如抗病毒药物。在用药选择上，尽量选择单方制剂，比如退热药选用对乙酰氨基酚，不要使用含有其他镇咳、祛痰、抗过敏等作用成分的复方制剂。

②建议感染的孕产妇尽量单独房间生活，做好房间通风换气，生活垃圾单独存放并做消毒处理。

③如果与未感染者接触，应保持1米以上社交距离，佩戴口罩和做好手卫生。

④出现发热服药后未见好转、胸痛、胸闷、头痛、头晕、心慌、憋气、气短等严重不适，或者出现腹痛、阴道出血、阴道流液、胎动异常等症状，要及时前往医院诊治。

对于感染新冠病毒且有基础病的孕妈妈，比如有高血压、糖尿病等，在选择治疗新冠病毒感染的用药时，一定要先咨询医生或药师，告知之前长期服用的药物，避免出现药物之间的相互作用，对原有的基础疾病造成不利影响。

母乳喂养对母婴都有好处，应鼓励支持。目前没有证据表明新冠病毒通过母乳传播。同时，孕产妇感染新冠病毒或接种新冠疫苗后较长一段时间内，母乳中新冠病毒特异性抗体处于较高的水平，母乳喂养对新生儿有保护作用。

对于感染新冠病毒的产妇，优先推荐挤出母乳后由他人间隔哺乳，直至母亲康复。挤母乳前需佩戴口罩，严格洗手，且做好乳房卫生，吸完奶后吸奶器应规范消毒。乳汁无须消毒。如果感染新冠病毒的产妇决定直接哺乳，应注意与婴儿接触时佩戴口罩，防止呼吸道传播病毒，要特别注意手及乳房卫生。

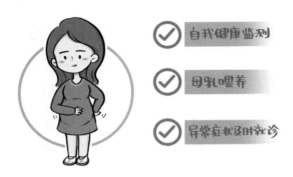

自我健康监测

母乳喂养

异常症状及时就诊

9.婴幼儿

新冠病毒感染期间，如果家中有未感染的成人，应该由未感染的成人照顾孩子，其他已感染的家人，都应该单独房间隔离，不要和孩子在一个房间内。在照顾孩子时，成人应戴好口罩。妈妈被感染后，还可以继续母乳喂养婴儿。但是，如果妈妈有发热、浑身酸痛等症状，不能胜任亲喂母乳，也可以用吸奶器吸出母乳后，由未感染的家人给宝宝喂奶。妈妈被感染后，如果口服了中成药、退热药，并不影响母乳喂养。

对于发热的婴幼儿，应将室温维持在 26℃ 左右，适当减少衣物，避免体温快速上升。

● 4个月之内的婴儿，如果发现体温升高（体温持续 ≥ 38.0℃），不推荐使用退热药，而是应该给予温水擦拭或者洗温水澡退热；

● 4个月以上的婴儿，体温 ≥ 38.5℃ 以上，推荐使用对乙酰氨基酚或布洛芬退热，单用一个药物若能退热，则不推荐对乙酰氨基酚与布洛芬交替使用。

● 如果既往有热性惊厥病史，应该在体温 ≥ 38.0℃ 时给予退热药物，并辅助温水擦拭，避免体温快速上升而导致惊厥发作。口服退热药后，大概半个小时到1个小时，体温会有所下降，孩子会大量出汗，此时应及时更换衣服，使孩子舒适。家长在家中应采用适宜的护理措施，使孩子体温得以控制，尽量避免一发现孩子发热就慌张地赶往医院。

在发病初期，婴幼儿缺乏特异的症状，表现为咳嗽、流涕、咽痛、全身不适等症状。流涕时，可以给孩子轻轻擦拭，避免擦破娇嫩的皮肤。不要让孩子擤鼻涕，因为擤鼻涕反倒会导致分泌物逆流，由于孩子的咽鼓管有宽、短、平直的特点，呼吸道感染时易于诱发中耳炎。

● 有咳嗽症状时，婴儿可以多吃一些母乳，通过增加液体摄入稀释痰液，缓解咳嗽，也可以在两次母乳中间用小勺给孩子喂点水，但不要在喂哺母乳前喝水，以免影响母乳摄入量。婴幼儿咳嗽时，不建议应用镇咳药物，因为咳嗽的动作可以排出呼吸道的分泌物，避免气道内痰液积聚。除了口服止咳化痰类药物之外，如果有家用雾化吸入仪器，可以加用雾化吸入药物止咳祛痰。

3个月以内的小宝宝出现发热、眼神不灵活、烦躁、吃奶差、哭声无力等，都应及时就医。如果婴幼儿有持续高热、伴有精神差、呼吸增快、伴有呼吸时胸骨上凹陷或者鼻翼扇动，皮肤有紫绀或者花斑，都是需要立即去医院就诊的危急征象。

如果婴幼儿体温升高，口服退热药后体温降至38.0℃，就能开始玩玩具，则可以继续居家治疗。居家治疗时，家长应记录孩子24小时的体温、饮水量、饮食情况、大小便次数及颜色等，这些信息能帮助判断孩子的恢复情况。每天定时开窗通风保持空气清新，通风时尽量避免对流风。保证充足营养，多喝水，多吃蔬菜水果，养成良好排便习惯，多睡觉，睡前好好刷牙，以利于身体康复。

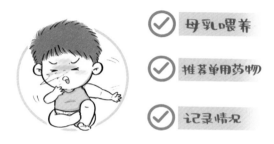

十一、新冠病毒流行期间如何进行疫苗接种

　　老年人即使在家中不出门，或者居住在偏远地区，依然有可能感染新冠病毒。尤其是家里其他人在外工作、学习，就有可能把病毒带回家，造成老年人感染。倡导老年人以及患有慢性疾病者积极接种新冠病毒疫苗。老年人接种加强针，对于新冠病毒感染后导致重症和死亡的风险可降低90%以上，这部分人群接种疫苗收益最大。目前老年人及慢性

基础疾病人群新冠疫苗接种程序，与 18 岁以上成人的接种程序相同，具体的疫苗选择和接种程序，可以咨询当地的疫苗接种门诊。

> **疫苗接种的禁忌症**
>
> ● 对新冠疫苗相关成分过敏，或既往接种疫苗时发生过严重过敏反应，如过敏性休克、喉头水肿等。
>
> ● 慢性基础疾病或感染性疾病处于急性发作期。

具体情况请咨询疫苗接种门诊。

接种疫苗前要了解自己是否处于慢性基础病稳定期，处在稳定期的能够接种。要提前做好预约，尽量避免现场长时间等待。要注意从官方渠道了解新冠疾病、新冠疫苗的相关信息，避免虚假不实信息的误导和干扰。必要时要有亲属陪伴，避免摔倒等意外发生，接种后，需在现场留观 30 分钟，个别受种者会出现发热、乏力、头疼、全身酸疼等一般反应，通常不需要特殊处置。如果受种者感觉到明

显不适、持续时间较长，则要尽快联系接种单位或
医生，必要时及时就医。

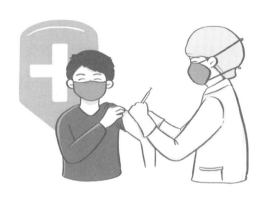

十二、新冠病毒感染后如何进行居家
　　　康复

　　感染新冠病毒之后可能出现无力、疼痛、嗅觉
味觉减退等各种功能障碍，大多会随着病情好转而
缓解，如持续不缓解则需要及时就医进行专业评估
及处理。居家期间建议重点关注的功能问题是，须
根据病程的不同阶段及自身情况合理安排体力活动、
逐渐增加体育锻炼，使体能逐渐恢复至正常水平。

1.体温超过 38℃，伴头痛、全身酸痛等

首要任务是休息！此时体能非常有限，很容易疲劳，需要合理安排自己必须完成的日常任务，保证充足的休息时间。例如，若高热期仍需要自己做饭，可以在各种降温措施的有效期即退热时间段内做饭、吃饭，之后继续卧床休息。需要注意的是，卧床休息不等于卧倒不动，一定要定时变换姿势，并借助抱枕等让自己处于最放松、最舒服的状态，以避免肌筋膜持续紧张或受压导致疼痛。例如，侧卧时在两条腿之间夹个大枕头即可有效避免腰骶痛。

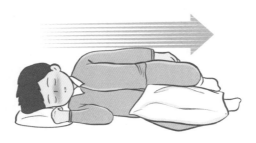

2.体温不超过 38℃，体能有所恢复，但仍易疲劳

此阶段以软组织牵伸练习和简单的全身运动为主。软组织牵伸练习主要针对躯干及四肢的大肌群，如上肢的肱三头肌、三角肌，下肢的股四头肌、小

腿三头肌等，每个动作持续 15 ~ 20 秒，每组 2 ~ 3 次。体力不足的时候，即使这种牵伸练习也会感觉疲劳，可以用一些简单的、双侧同时进行的拉伸动作替代，如伸懒腰、猫式伸展等。此阶段状态好的时候可以尝试原地踏步、慢走等简单的全身运动，每次 5 ~ 10 分钟即可，稍有疲劳立即休息。

3.体能继续恢复，乏力逐渐缓解

可以逐渐增加全身性运动的项目及强度，从简单的原地踏步、慢走，到快步走、慢跑、快跑，也可以根据自己的喜好选择太极拳、八段锦、体操等，有利于心肺功能、平衡能力、肢体肌肉力量及协调性等的全面恢复。

感染新冠病毒后有的人会出现焦虑、恐惧、悲伤、愤怒等负面情绪，需要进行自我心理调节。在保证充足的优质睡眠的基础上，可以采取一些放松的治疗，包括冥想、正念减压疗法、沐浴、太极、瑜伽和音乐等，来控制焦虑，改善心情。若有了焦虑（担心、恐惧）和抑郁（情绪低落、悲伤）的表现——持久而强烈的痛苦感，则需要寻求专业的帮助，包括药物治疗、心理治疗等。

附：新冠病毒感染者居家线上就诊指导

新冠病毒流行期间，通过互联网诊疗（互联网医院），居家线上找医生就诊，足不出户就能实现医患沟通。通过各家医疗机构官网查询登录互联网诊疗（医院）的方法，下载相应APP或关注微信服务号等，按照相应指引进行线上咨询或互联网复诊。

以北医三院为例，可下载北医三院APP，注册登录北医三院互联网医院进行线上就诊。

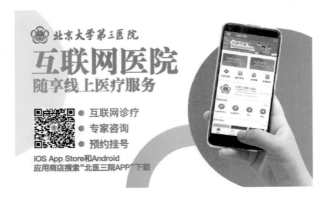

互联网诊疗（医院）可为满足条件的患者提供开具处方、线上购药及物流配送等服务。北医三院

互联网医院在疫情期间，设置了"发热诊疗专栏"，可为新出现新冠病毒感染相关症状的患者、符合《新冠病毒感染者居家治疗指南》条件的居家患者，在线开具相关处方保障患者居家健康。其中发热门诊、呼吸内科、耳鼻喉科、儿科、中医科及药剂科为出现不适症状的患者提供咨询和复诊购药服务；妇产科为孕产妇提供线上线下一体化的孕产妇管理流程；肿瘤放疗科、肿瘤化疗及放射病科、肿瘤营养支持团队及相关肿瘤团队为肿瘤患者提供支持；肾内科的血液透析及腹膜透析团队为长期透析患者提供及时沟通，保障就诊的绿色通道；护理部的专业护理团队，对居家的各个群体如新生儿、老年人及伤口造瘘等患者提供义诊咨询服务。同时，在原有提供碎片化服务的基础上，增加了云诊室模块提供实时视频诊疗功能，为广大患者提供实时快速服务和24小时持续服务。

其他慢性病复诊时，患者应当为接诊医师提供具有明确诊断的病历资料，如门诊病历、住院病历、出院小结、诊断证明等，由接诊医师（院）留存相关资料并判断是否符合复诊条件。不符合慢性病复诊条件的患者可选择不同医疗机构或平台提供的其他线上服务，如咨询、义诊等方式进行线上问诊。此类服务仅可提供病情相关的咨询支持，如果病情出现变化或存在其他不适宜在线咨询服务的情况，患者应及时线下就诊。